Aufblühen

statt Panik

Der Ratgeber für die Wechseljahre – Wie Sie gekonnt Ihre Lebensmitte meistern und selbst mit Hitzewallungen entspannt umgehen

Sabine Blumenberg

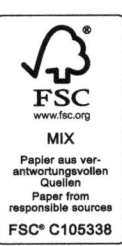

Alle Ratschläge in diesem Buch wurden sorgfältig erwogen und geprüft. Eine Garantie kann dennoch nicht übernommen werden. Eine Haftung für jegliche Personen-, Sach- und Vermögensschäden ist daher ausgeschlossen. Die Benutzung dieses Buches und die Umsetzung der darin enthaltenen Informationen erfolgt ausdrücklich auf eigenes Risiko.

♀ INHALT

Das erwartet Sie in diesem Buch

Klimakterium, die medizinische Fachbezeichnung für die Wechseljahre. Jede Frau ab den Fünfzigern hat davon schon gehört oder sich genauer damit beschäftigt. Früher oder später kommen die Wechseljahre auf uns alle zu. Hitzewallungen, Gewichtszunahme und einige körperliche Veränderungen werden eigentlich immer damit verbunden und sind alles andere als schöne Vorstellungen. Doch sind die Wechseljahre wirklich so schlimm, wie man oft zu hören bekommt?

Dieser Ratgeber soll Sie auf die für Sie

besondere und ein bisschen Respekt einflößende Lebensphase vorbereiten und Ihnen mit hilfreichen Tipps zur Seite stehen. Wie gestalte ich meinen Alltag und wie ernähre ich mich richtig in dieser Zeit? Mit genau diesen Fragen beschäftigt sich der Ratgeber und soll Ihnen die Angst vor den Wechseljahren nehmen und sie stattdessen als neue Herausforderung darstellen, die Ihnen die Chance gibt, Ihren Körper noch einmal ganz neu kennenzulernen. Denn schließlich kommt jede von uns früher oder später in diese Phase.

Eine Sache ist jedoch besonders wichtig: Bis heute reden Frauen eher selten über die Wechseljahre, eigentlich will keine von uns zugeben, dass es nun soweit ist. Doch genau das ist der springende Punkt. In dieser Phase verändert sich der Körper, was nicht spurlos an einem vorbeigeht. Umso wichtiger ist es, darüber zu sprechen und seine Gefühle zu äußern. Dieser Ratgeber soll Ihnen Mut machen, offen über das Thema Wechseljahre zu sprechen, schließlich sind sie keine Krankheit, sondern ein natürlicher Vorgang im weiblichen Körper.

Die Wechseljahre

Zuerst stellt sich die Frage, warum man als Frau überhaupt in die Wechseljahre kommt. Sobald man die erste Periode in der Pubertät bekommt, ist klar, dass der weibliche Körper nur eine begrenzte Anzahl an Eiern produzieren kann, die Frau eines Tages die letzte Periode bekommen wird. Wann genau das geschieht, ist von Frau zu Frau unterschiedlich. Jedoch tritt sie am häufigsten um das 50. Lebensjahr auf. Doch hierfür gibt es keinen Richtwert, sondern nur einen Mittelwert, an dem man sich ungefähr orientieren kann. Manche Frauen kommen früher, manche später in die

Wechseljahre.

Und was genau passiert in den Wechseljahren? Noch bevor die eigentlichen Wechseljahre beginnen, kommt es zu einer veränderten Hormonproduktion in den Eierstöcken, wodurch der Zyklus verändert wird. Diese Phase bezeichnet man als Prämenopause und kann durchaus mehrere Jahre andauern. Im Schnitt beginnt sie etwa mit 40 Jahren. Nachdem die letzte Periode beendet ist, beginnt die unfruchtbare Lebensphase der Frau. Es ist also nicht mehr möglich, schwanger zu werden. Hormonelle Schwankungen treten auf und nach einiger Zeit werden bestimmte Hormone nicht mehr produziert. Diese Phase wird aus medizinischer Sicht in drei spezielle Phasen eingeteilt.

Die erste Phase, die Perimenopause, ist der Zeitraum kurz bevor die nächste Menstruation ausbleibt. Als grobe Orientierung kann man sagen, sie beginnt etwa mit 47 Jahren und kann um die vier Jahre andauern. Es schließt sich die Menopause als zweite Phase an, die vom Ende der letzten Menstruation beginnt. Sie geht frühestens nach einem Jahr in die Postmenopause über, wenn innerhalb dieser 12 Monate keine weitere Blutung erfolgt ist. Wichtig zu wissen ist, dass sich die Übergänge zwischen den einzelnen Phasen nicht abzeichnen, sondern individuell geschehen und es keine Vorhersage gibt, wann welche Phase einsetzt und wie lange sie andauern wird. Sie werden selbst also nicht von sich sagen können, in welcher Phase Sie sich gerade befinden und wie lange diese noch andauern wird. Man kann auch nicht vorhersagen, wie lange die Wechseljahre insgesamt noch andauern werden. Deswegen sollte man sich eher nicht an anderen Frauen orientieren, da die Wechseljahre individuell ablaufen und jeder Körper anders reagiert.

Bei manchen Frauen verändert sich der Körper ohne sichtbare Auswirkungen, andere Frauen verändern sich stark und fühlen sich hinterher als neuer Mensch. Als groben Richtwert kann man annehmen, dass ungefähr jede zweite Frau mit 52 Jahren die Postmenopause erreicht hat. Allerdings sollte man jedoch darauf vorbereitet sein, dass die Wechseljahre durchaus mehrere Jahre andauern können und manche Frauen stärkere Beschwerden als andere zu bewältigen haben. Und es kann auch passieren, dass Sie nicht erst mit Anfang 50 in die Wechseljahre kommen, sondern dass bei Ihnen die

Hormonumstellung schon früher beginnt. Das ist gerade dann der Fall, wenn Sie Medikamente einnehmen, die verfrüht die Wechseljahre einleiten, wie zum Beispiel bestimmte Krebsmedikamente. Jedoch ist das nur in einigen Ausnahmen der Fall und Ihr behandelnder Arzt würde Sie ausführlich darüber informieren.

HITZEWALLUNGEN ALS HAUPTSYMPTOM

Spricht man von Wechseljahren, kommen einem direkt Hitzewallungen in den Sinn. Kein Wunder, denn sie sind die häufigste Begleiterscheinung. Das wird dann sofort mit unerträglichem Schwitzen assoziiert, das ewig andauert und gegen das man nicht wirklich etwas unternehmen kann. Aber stimmt dieser Mythos wirklich und wie kommt es eigentlich zu Hitzewallungen?

Ganz einig sind sich die Forscher noch nicht, doch nach aktuellem Stand ist der Grund für Hitzewallungen ein plötzliches Weiten der Blutgefäße, was eine stärkere Durchblutung der äußeren Körperregionen, vor allem der kleinen Hautgefäße, zur

Folge hat. Diesen Vorgang bezeichnet man in der Medizin als Vasodilatation. Dies geschieht, weil unser „innerer Sensor" fälschlicherweise eine zu niedrige Körpertemperatur feststellt, was durch die vermehrte Durchblutung ausgeglichen werden soll.

Aus diesem Grund kann man oft ein Erröten der Haut feststellen. Das Weiten wird wahrscheinlich durch die hormonellen Veränderungen bedingt, welche zu Fehlreaktionen im vegetativen Nervensystem führen. Diesen Teil unseres Nervensystems können wir nicht steuern, weswegen wir keinen Einfluss auf die Entstehung und den Ablauf von Hitzewallungen haben und sie einfach hinnehmen müssen, auch wenn uns das besonders schwerfällt. Bei der Hormonumstellung kommt es zu einem Östrogenabfall, was als Hauptursache für die Hitzewallungen bezeichnet wird, da dies zu einer vermehrten Ausschüttung des Stresshormons Adrenalin führt. Das heißt also, je stärker der Östrogenabfall ist, desto mehr Adrenalin wird freigesetzt und desto stärker schwitzt man. In der Regel tritt die erste Hitzewallung während der letzten Periode auf und kann als kleines Zeichen interpretiert werden, dass so langsam die Zeit der Hormonumstellung gekommen ist. Oft kündigt sich eine

Hitzewallung durch ein Drücken im Kopf an oder durch ein Gefühl des Unwohlseins. Das Hitzegefühl spürt man meist zuerst im Gesicht und später auch im Nacken, der Brust und an den Oberarmen.

Zudem steigt die Temperatur und man beginnt zu Schwitzen. Durch das Schwitzen als natürliche Körperreaktion auf eine zunehmende Körpertemperatur kann diese wieder reguliert werden und die Hitzewallungen verschwinden wieder. Das dauert unterschiedlich lange, denn nicht jeder Körper reagiert gleich schnell. Oft beginnt man nach einer solchen Wallung zu frieren, weil der Abfall der Temperatur sehr schnell abläuft und der Schweiß kühlend wirkt. Eine Sache ist ganz wichtig: Oft steigt die Herzfrequenz während einer Hitzewallung, was genau wie das Schwitzen eine natürliche Reaktion des Körpers auf die ansteigende Temperatur ist.

Das ist aber kein Grund zur Sorge und keinesfalls als Herzerkrankung zu interpretieren und in Panik zu geraten. Zu Beginn der Wechseljahre treten Hitzewallungen deutlich öfter auf als gegen Ende und können sogar in der Nacht auftreten. Oft ist es danach schwierig, wieder einzuschlafen, was dann Müdigkeit und Abgeschlagenheit am nächsten Tag zur Folge hat. Genau das kann man natürlich gar nicht gebrauchen, wenn man sowieso schon antriebslos ist und einem der erholsame Schlaf geraubt wird. Am nächsten Tag können zudem noch Konzentrationsprobleme als Folge der Schlafstörung auftreten. Wie häufig sie kommen, ist individuell unterschiedlich, manchmal sogar bis zu 30 Mal an einem Tag. Und natürlich treten sie immer dann auf, wenn die Situation gerade sehr ungünstig ist und man sie überhaupt nicht gebrauchen kann. In manchen Fällen kann es noch zu Schwindelgefühlen kommen, auch darauf sollten Sie vorbereitet sein. Dieses Symptom muss aber nicht zwangsläufig bei jedem auftreten und verschwindet oft nach einigen Sekunden wieder.

Viele Frauen fühlen sich nach Hitzewallungen müde und erschöpft, was normal ist, denn die ständig auftretenden Temperaturänderungen im Körper, die durch körpereigene Regulationen wieder ausgeglichen werden müssen, sind sehr anstrengend für den Körper. Er braucht ausreichend Zeit zur Regeneration, die nicht unbedingt gegeben ist, wenn sich schon nach kurzer Zeit die nächste Hitzewallung ankündigt und dem Körper weitere Energie raubt, die er dringend benötigt. Hat man dann noch schlecht geschlafen und der Körper konnte sich auch in dieser Zeit nicht ausreichend regenerieren, ist es kein Wunder, wenn man sich schlapp und müde fühlt und die Energie für den Tag fehlt. Tritt eine solche Hitzewallung auf, kann es gut sein, dass man sich im eigenen Körper fremd fühlt, weil sie einem unangenehm sind, wenn sie in der Öffentlichkeit oder in besonderen Momenten auftreten wie beispielsweise im Gespräch mit dem Chef oder bei einer Verabredung. Man schämt sich dafür und ist unsicher, weil man den eigenen Körper so nicht kennt und nicht weiß, wie die Wallung weiter verläuft und wie der Gegenüber reagiert, wenn er es bemerkt.

Hitzewallungen treten so lange auf, bis die Hormonumstellung vollständig abgeschlossen ist, was durchaus mehrere Jahre dauern kann. Hierbei braucht man also sehr viel Geduld und Nervenstärke. Dabei taucht dann die Frage nach der Dauer auf. Wie lange muss man sich denn wirklich mit den Hitzewallungen herumschlagen? Leider gibt es keine pauschale Antwort auf diese Frage, da die Umstellung individuell verläuft. Es gibt eine amerikanische Studie, die auf den ersten Blick sehr negativ erscheint und nicht unbedingt Mut macht.

Laut der SWAN-Studie leiden Frauen im Schnitt 7,4 Jahre an Hitzewallungen, was viele Berechnungen von Ärzten, die auf 5 Jahre kommen, deutlich überschreitet. Zwar wurden die Teilnehmerinnen der Studie 16 Jahre lang begleitet, allerdings wurden nur 1.600 Frauen beobachtet. Bezogen auf den Gesamtanteil der weiblichen Weltbevölkerung, die alle eines Tages in die Wechseljahre kommen, ist diese Studie nicht unbedingt aussagekräftig und sollte Sie nicht zu sehr verunsichern und beeinflussen. Natürlich kann man sich an dieser Zahl orientieren, doch wie gesagt, Ärzte kommen auf eine kürzere Dauer und der Wert ist lediglich ein Mittelwert. Hat man also in der Studie ein paar Teilnehmerinnen, die viele Jahre mit Hitzewallungen zu kämpfen haben, steigt der Wert deutlich an.

Deswegen ist es repräsentativer, wenn viele Frauen über einen langen Zeitraum beobachtet werden. Lassen Sie sich also bitte nicht von dieser Zahl ängstigen, denn es muss nicht sein, dass es ausgerechnet Sie trifft und Sie diejenige sind, die mit starken Hitzewallungen zu kämpfen hat. Es kann also gut sein, dass Sie drei bis vier Jahre nach Ihrer letzten Blutung keine Symptome mehr haben oder vielleicht so gut wie keine Hitzewallungen während der Wechseljahre auftreten, was auch durchaus sein kann.

ANDERE MÖGLICHE SYMPTOME

Während den Wechseljahren sind nicht nur Hitzewallungen eine Begleiterscheinung, sondern man muss auch auf andere Symptome vorbereitet sein. Diese sind natürlich individuell von Frau zu Frau unterschiedlich und es ist nicht gesagt, dass jede Frau die gleichen Symptome bekommt. Es ist aber durchaus wahrscheinlich, dass einige davon in der Zeit der Hormonumstellung auftreten. Wann jedoch welche Symptome auftreten und wie lange und wie stark, lässt sich leider nicht vorhersehen.

Oft beginnt es mit Unregelmäßigkeiten im Zyklus. Manchmal ist der Zyklus deutlich kürzer als normal und es kommt häufiger zu Blutungen. Der Zyklus kann aber auch länger als sonst sein oder ab und zu ausbleiben. In manchen Fällen sind die Monatsblutungen deutlich stärker. Ein sehr häufig auftretendes Symptom sind Zwischenblutungen. Es wird immer weniger Östrogen im Körper produziert, wodurch die Gebärmutterschleimhaut nicht mehr so stark aufgebaut wird wie früher.

Dadurch sind die Gefäßwände dünner und leicht verletzlich. Wenn solch ein Gefäß reißt, kommt es zu den sogenannten Zwischenblutungen. Treten bei Ihnen solche Blutungen auf, lassen Sie das unbedingt von Ihrem Frauenarzt abklären, denn das sind eigentlich immer die ersten Anzeichen, dass der Beginn der Wechseljahre nicht mehr weit entfernt ist. Doch nicht nur Zwischenblutungen können auftreten, sondern auch ein Jucken oder Brennen im Scheidenbereich.

Die Scheidenschleimhaut wird ebenfalls durch den Östrogenabfall dünner, wodurch ein Trockenheitsgefühl auftritt, was oft den Geschlechtsverkehr beeinträchtigt. Doch kein Grund zur Sorge, denn dafür gibt es beispielsweise Gleitmittel, die diese Trockenheit beseitigen und normaler Sex kein Problem mehr ist, sofern Sie sich in Ihrer momentanen Lebensphase dazu bereit und wohlfühlen. Wichtig zu wissen ist, dass die Scheide durch die im Aufbau veränderte und dünnere Schleimhaut an Schutz verliert und sich die Scheidenflora verändert. Dadurch wird sie anfälliger für bakterielle Infektionen, weil wichtige Milchsäurebakterien fehlen, die vor Infektionen schützen.

Achten Sie deshalb auf eine besonders gute Hygiene in diesem Bereich. Eine sehr beeinträchtigende und lästige Begleiterscheinung ist eine mögliche Blasenschwäche. Die Inkontinenz wird verursacht, weil die Harnröhre und die Blase nicht mehr richtig schließen, da diese vom Aufbau der Scheide abhängig sind und dieser sich verändert. Zudem kommt es oft vor, dass die Beckenbodenmuskulatur immer schlaffer wird und dadurch die Inkontinenz verstärkt. Deswegen sollte man auf eventuelle Entzündungen und vermehrten Harndrang vorbereitet sein, was aber nicht unbedingt auftreten muss.

Sollte das bei Ihnen der Fall sein, sprechen Sie mit Ihrem Arzt, denn es gibt Mittel und Wege, Ihnen trotzdem zusätzliche Lebensqualität zu schenken, auch wenn es nur eine einfache Slipeinlage ist und Sie sich wieder sicher ohne Angst bewegen können. Nicht nur die Schleimhaut der Scheide verändert sich in den Wechseljahren, sondern auch die von Mund, Nase und Augen. Sie werden weniger durchblutet und dadurch trockener und spröde. Die Folge davon sind gerötete Augen und Bindehautentzündungen, die aber leicht durch Augentropfen, die vom Augenarzt verschrieben werden, gelindert werden können. Die Haut wird ebenfalls dünner. Sie ist nicht mehr so elastisch wie in frühen Jahren und enthält weniger Feuchtigkeit.

Deswegen wird auch sie oft spröde und beginnt zu jucken. Kleine Hautverletzungen können vom Körper selbst nicht mehr so schnell geheilt werden, weswegen Sie gerne Wundsalben verwenden können, um den körpereigenen Wundheilungsprozess zu unterstützen. Eine weitere mögliche Begleiterscheinung der Wechseljahre ist eine verstärkte Behaarung im Gesicht und gleichzeitig dünner werdendes Kopfhaar. Das ist die Folge des Östrogenabfalls, denn dadurch gibt es im Körper einen Überschuss an männlichen Hormonen wie beispielsweise Testosteron. Vielen Frauen wächst ein deutlich sichtbarer Oberlippenbart, der keinesfalls erwünscht ist, aber glücklicherweise ganz leicht mit einer kosmetischen Behandlung entfernt werden kann. Dafür eignet sich entweder eine Enthaarungscreme oder für ein länger anhaltendes Ergebnis ein Warmwachsstreifen, der effektiv die Haarwurzeln entfernt, aber leider deutlich schmerzhafter ist und die sowieso schon empfindliche Haut zusätzlich beansprucht. Deswegen sollten Sie das Wachsen erst einmal an einer bedeckten Stelle ausprobieren, um festzustellen, ob es zu Hautreizungen oder Rötungen kommt, bevor Sie es an einer sichtbaren Stelle im Gesicht anwenden.

Das viele Testosteron kann auch dazu führen, dass sich die Körperform verändert und mehr Fettgewebe vom Körper eingelagert wird, vor allem in der Bauchregion. Dadurch kommt es zu einer vermehrten Gewichtszunahme, was aber völlig normal ist. Wichtig ist auch hier im Hinterkopf zu behalten, dass im zunehmenden Alter die Muskelmasse mehr und mehr abnimmt und dadurch weniger Energie verbraucht wird, da der Energieumsatz in den Muskeln stattfindet. Wenn die Muskelmasse weiter abnimmt, können Rücken- und Gelenkschmerzen die Folge sein. Die Schmerzen können sich auf den ganzen Körper ausweiten, deshalb sollten Sie unbedingt mit Sport dagegenwirken. Dadurch wird der Muskelaufbau gefördert und es kann wieder mehr Energie verbrannt werden, wodurch die Fetteinlagerung deutlich vermindert wird. Muskeln und Gelenke werden weniger durchblutet und somit schlechter versorgt, was die Schmerzen verstärkt. Beim Bewegen können ebenfalls Schmerzen entstehen, da im Körper weniger Kollagen produziert wird, wodurch der Gelenkknorpel dünner wird und weniger mit Gelenkflüssigkeit umschlossen wird.

Genau das ist aber besonders wichtig, weil je dünner der Knorpel wird, desto wahrscheinlicher ist es, dass er so stark abgenutzt wird, dass nach einiger Zeit Knochen aufeinander reiben, was extrem starke Schmerzen verursachen kann. Ist der Knorpel abgenutzt, kann er nicht wiederaufgebaut werden, deswegen sollte eine zu starke Abnutzung auf jeden Fall vermieden werden. Wie Sie also sehen, ist Sport eine unabdingbare Notwendigkeit, um Beschwerden zu vermindern oder gar nicht erst auftreten zu lassen.

Der Östrogenmangel hat nicht nur die Veränderung der Gelenkstruktur zur Folge, sondern auch die der Knochenstruktur. Jeden Tag wird unser Knochen durch knochenabbauende Zellen abgebaut und durch knochenaufbauende Zellen gleichzeitig wieder neu aufgebaut. Dieser sich ständig im Gleichgewicht befindende Prozess kann durch den Mangel durcheinandergebracht werden. Die Folge davon ist ein immer weniger stabiler Knochen, der Gefahr läuft zu brechen. Dieses Phänomen nennt man Osteoporose. Doch kein Grund zur Sorge, denn mit Sport und Medikamenten kann man dem Prozess entgegenwirken und die Gefahr von Knochenbrüchen minimieren. Leider ist Osteoporose eine häufige Begleiterscheinung in den Wechseljahren, was durchaus zu einer Krümmung der Wirbelsäule führen kann, da das Skelett immer instabiler und weicher wird.

Frauen haben während den Wechseljahren durch die Hormonumstellung nicht nur mit körperlichen Problemen zu kämpfen, sondern oft auch mit psychischen. Man befindet sich in einer neuen ungewohnten Lebensphase und der Körper verändert sich. Das ist nicht immer leicht zu verarbeiten und es dauert, bis man sich selbst an sein neues Ich gewöhnt hat und lernt, mit der Situation umzugehen, auch wenn es manchmal starke Nerven kostet und schwierig ist. Schuld an Stimmungsschwankungen und Niedergeschlagenheit ist der Östrogenabfall, weil Östrogene eine stimmungsaufhellende Wirkung haben. Es werden weniger Endorphine, die sogenannten Glückshormone, freigesetzt, was zu vermehrt schlechter Laune führt. Wenn diese immer weniger werden, fühlt man sich oft antriebslos und es braucht einen hohen Energieaufwand, um sich für gewisse Dinge zu motivieren.

Mit dem Abfall der Endorphin-Ausschüttung sinkt die Schmerzgrenze und man ist deutlich empfindlicher. Schon eine kleine Verletzung oder ein Stoßen am Tischbein kann stärkere Schmerzen auslösen, als man sie sonst von sich kennt, da die Schmerzempfindung ausgeprägter ist. Man fühlt sich schnell gereizt und rastet ab und zu auch gerne mal aus, um Dampf abzulassen. Das sollte Sie zunächst nicht beunruhigen, wenn es allerdings zu depressionsähnlichen Zuständen kommt, sollten Sie unbedingt Hilfe bei einem Arzt suchen. Die Östrogene wirken auch auf bestimmte Regionen im Gehirn, die für unser Gedächtnis zuständig sind, weshalb es durchaus zu Vergesslichkeit kommen kann und auch Konzentrationsstörungen sind nicht unüblich. Behalten Sie im Hinterkopf, dass Veränderungen sowohl im privaten als auch im beruflichen Umfeld oft während den Wechseljahren geschehen. Deswegen können psychische Veränderungen auch daher bedingt sein und sind nicht immer vollständig auf die Wechseljahre zurückzuführen.

Wie geht man am besten damit um?

Nach den ganzen möglichen Eventualitäten und Horrorgeschichten ist es jetzt definitiv Zeit darüber zu sprechen, wie man diese Zeit am besten bewältigt. Das Wichtigste ist immer dran zu denken, dass die Wechseljahre keine Krankheit sind, sondern eine besondere Zeit, in der sich der Körper verändert und ein neuer Lebensabschnitt beginnt. Dank der heutigen Lebenserwartung einer Frau von 83,3 Jahren und dem durchschnittlichen Zeitpunkt des Beginns der

Wechseljahre von 52 Jahren, kann man sagen, dass danach ein neues Drittel des Lebens startet. Sie bekommen die Chance, sich selbst und Ihren Körper noch einmal ganz neu kennenzulernen, was viele neue Erfahrungen und Chancen mit sich bringt. Viele Frauen fühlen sich deshalb in dieser Phase besonders attraktiv und sind durchaus bereit, neue Dinge auszuprobieren. Das Selbstvertrauen steigt und man fühlt sich wohl und sicher mit seiner persönlichen Veränderung. Man denkt eher nochmal darüber nach, ob der momentane Lebensstil wirklich der richtige ist oder ob Veränderungen in der Alltagsgestaltung und in der Ernährung für ein gesünderes Leben sinnvoll wären. Viele sehen diesen Zeitpunkt auch als Chance, sich neu zu orientieren und legen den Schwerpunkt vermehrt auf die eigenen Interessen, da man eventuell in der Vergangenheit seine eigenen Bedürfnisse für die Familie hinten angestellt und sich um seine Liebsten gekümmert hat. Ab jetzt legt man den Fokus auf sich und seinen Partner, genießt die Zeit zu zweit und nimmt sich vor allem die Zeit, die man braucht.

In dieser Phase stellt sich eigentlich immer die Frage, wie es mit dem Sex aussieht. Geht das noch so wie vorher? Findet mich mein Partner noch genauso attraktiv? Diese Gedanken begleiten viele Frauen in der Zeit der Hormonumstellung, da sich der Körper verändert und man sich unsicher ist, wie Außenstehende darauf reagieren. Gerade dann, wenn man mehr Zeit mit dem Partner verbringen möchte. Machen Sie sich hier keine Sorgen.

Es gibt keinen Grund, warum sich Ihr Partner von Ihnen abwenden sollte, denn selbst wenn die Veränderungen äußerlich erkennbar sind, muss das nicht unbedingt im negativen Sinne sein und von anderen Personen in Ihrem Umfeld nicht als schlecht aufgefasst werden. Wichtig ist jedoch, dass Sie selbst sich wohlfühlen und bereit dazu sind. Wie schon angesprochen, kann es sein, dass die Scheide aufgrund der dünneren Schleimhaut weniger feucht ist und Sie mit Gleitmitteln nachhelfen müssen. Das ist ganz normal und sollte keinen negativen Einfluss auf Ihr Sexualleben haben, denn laut einigen Studien hat die Hormonumstellung nämlich auch keinen Einfluss darauf. Mangelnde Lust ist in diesem Fall eher auf das damit verbundene Älterwerden zurückzuführen, bei dem sich die Frau selbst nicht mehr attraktiv findet und diese Gedanken und persönliche

Empfindungen das Sexualleben beeinträchtigen. Es empfiehlt sich in dieser Situation offen mit Ihrem Partner darüber zu sprechen. Mit ziemlicher Sicherheit wird er Ihnen versichern, dass er Sie nach wie vor sehr attraktiv findet und er die körperlichen Veränderungen, wenn Sie welche erleben, schön und anziehend findet. Eine Sache sollten Sie nicht vergessen: Auch während der Wechseljahre besteht die Möglichkeit einer Schwangerschaft. Das ist zwar sehr unwahrscheinlich, da ab der letzten Regelblutung die Phase der Unfruchtbarkeit beginnt, allerdings nicht ausgeschlossen. Wie lange und womit Sie am besten verhüten sollten, sollte mit dem Frauenarzt besprochen werden. Als Faustregel kann man ungefähr sagen, dass man frühestens ein Jahr nach der letzten Monatsblutung auf Verhütung verzichten kann, doch in diesem Fall ist der Frauenarzt der Experte und Sie sollten sich nicht auf Faustregeln oder Erfahrungsberichte im Internet verlassen. Das gilt auch nur dann, wenn die Frau keine Hormontherapie absolviert, was in den natürlichen Zyklus eingreift und ihn durcheinanderbringt.

Denken Sie daran, Sie sind in dieser Situation nicht allein, denn früher oder später wird jede von uns in die Wechseljahre kommen und die gleichen Umstände zu bewältigen haben.

Doch genau dafür hat man seine beste Freundin. Es hilft, wenn man Verbündete hat, bei denen man sein Herz ausschütten und offen über alles sprechen kann, was einen selbst belastet. Reden Sie sich Ihren Frust, Ihre Ängste und Gedanken von der Seele. Vielleicht hat Ihre Freundin das schon erlebt und kann Ihnen wertvolle Tipps verraten, die die Wechseljahre erträglicher gestalten. Selbst wenn dies nicht der Fall ist, wirkt es oft schon Wunder, wenn man sich jemandem anvertraut. Das muss auch nicht unbedingt der Ehemann oder Lebenspartner sein, denn meistens möchte man mit denen nicht über solche intimen Angelegenheiten sprechen, was ganz normal ist.

Oft zeigen Männer auch wenig Interesse an diesem Thema, da es ihnen unangenehm ist, mit der eigenen Frau über sowas zu sprechen, auch weil sie sich mit diesem Thema nicht auskennen oder auseinandersetzen. Dafür ist die beste Freundin da. Viele Frauen sprechen gerne mit ihrer Mutter oder älteren Schwestern, da sie alle diese Zeit erfolgreich gemeistert haben und aus ihren Erfahrungen berichten können. Zudem ist es auch ratsam, mit dem Frauenarzt über die Wechseljahre zu sprechen, denn schließlich sind sie die Spezialisten und erleben das Tag für Tag.

Sie können ebenfalls Tipps oder Hilfestellungen geben, unterstützen und aus zahlreichen Erfahrungsberichten beraten. Es ist durchaus sinnvoll, mit seinem Frauenarzt als neutrale Person zu sprechen, gerade wenn es um die Partnerschaft und das Sexleben geht. Die Ärzte sind dafür ausgebildet und nicht beeinflusst von Gefühlen oder persönlichen Empfindungen und Verlangen, die vorhanden sind, wenn Sie mit Ihrem Partner über dieses Thema sprechen. Am wichtigsten ist es, mit seinen Problemen in den Wechseljahren offen umzugehen. Das kann die Angst lindern, denn in den meisten Fällen ist diese unbegründet.

Da die Hitzewallungen meist dann auftreten, wenn es sehr unpassend ist, sollte man versuchen, diese nicht krampfhaft zu überspielen. Wenn Sie ein gewisses Vertrauensverhältnis zu Ihrem Gegenüber haben, sprechen Sie offen an, dass Sie momentan unter Hitzewallungen leiden. Derjenige wird Ihnen versichern, dass das kein Grund zur Scham ist. Die

Wenigsten werden Sie dafür verurteilen oder schief anschauen. Es ist ganz natürlich, dass man sich in dieser Phase zu Beginn unwohl in seinem Körper fühlt, weil man nicht weiß, wohin die Reise geht und welche Begleiterscheinungen auftreten werden.

Es gibt viele Frauen unter uns, die die Wechseljahre als Erleichterung sehen, gerade dann, wenn man während der Periode mit starken Schmerzen zu kämpfen hat. Für sie sind die Wechseljahre eine willkommene körperliche Veränderung, die einem viel Druck nimmt und mehr Lebensqualität schenkt. Dadurch wird das persönliche Wohlbefinden gesteigert. Oft ist es aber auch der Fall, dass man in dieser Phase überhaupt keine Veränderungen bemerkt, außer dass die Regelblutung ausbleibt. Für sie sind die Wechseljahre eine ganz normale Phase im Leben einer Frau, der man ruhig und gelassen gegenübertreten kann und sich keine weiteren Sorgen dazu machen muss. Andere Frauen wiederum finden es schade, wenn die Wechseljahre ohne bleibende Veränderungen ablaufen. Zwar ist das angenehm, jedoch würden sie sich über einige Veränderungen und damit verbundene neue Chancen freuen.

Bevor man sich jedoch mit dem Thema genauer

beschäftigt und sich die schönsten Horrorgeschichten ausmalt, wie schlimm die Wechseljahre bei einem selbst werden könnten, ist es zuerst wichtig, das Thema beim Frauenarzt abklären zu lassen. Wenn die ersten Anzeichen auftreten, wie Veränderungen im Zyklus, ist ein Termin beim Frauenarzt unerlässlich. Dieser wird zuerst in einem persönlichen Gespräch eine Anamnese durchführen, um erste Informationen zur momentanen Lebenssituation herauszufinden.

Danach erfolgt eine gynäkologische Untersuchung, um eventuelle Krankheiten auszuschießen und die Wechseljahre eindeutig zu diagnostizieren. Meist wird dann noch eine Blutuntersuchung veranlasst, um eine eindeutige Diagnose anhand der Anzahl der weiblichen Geschlechtshormone zu stellen. Genauso sollte man einen Arzt aufsuchen, wenn die Begleiterscheinungen heftig auftreten wie beispielsweise die Hitzewallungen. Auch hier sollte unbedingt abgeklärt werden, ob deren Ursprung von den Wechseljahren kommt oder eventuell eine andere Ursache vorliegt. Auf Grundlage der Anamnese und der körperlichen Untersuchung kann der Arzt eine Therapie erstellen, die individuell auf die jeweilige

Patientin abgestimmt ist und somit den bestmöglichen Erfolg bringen kann. Dabei werden nicht nur die Dauer und die Häufigkeit der Hitzewallungen berücksichtigt, sondern auch andere Umstände wie Vorerkrankungen, Medikamenteneinnahme und Lebensumstände im privaten und beruflichen Umfeld. Diese Gegebenheiten dürfen auf keinen Fall außer Acht gelassen werden, da gerade persönliche belastende Umstände eine erfolgreiche Therapie negativ beeinflussen können.

Trotz allem dürfen Sie eins nie vergessen: Das Wichtigste ist, dass Sie sich selbst nicht aufgeben. Glauben Sie an sich und versuchen Sie, egal wie schwer es manchmal ist, das Beste aus der Situation zu machen. Das Schlimmste wäre es, in Selbstmitleid zu versinken, denn dann ist es für den Körper noch schwieriger, gegen die Begleiterscheinungen der Wechseljahre zu kämpfen. Wissenschaftlich bewiesen ist, dass eine deutlich bessere und schnellere Heilung erzielt werden kann, wenn die Psyche mitspielt. Dadurch wird das Wohlbefinden gesteigert und die Lebensqualität deutlich erhöht.

TIPPS FÜR DIE
ALLTAGSGESTALTUNG

Zum Glück gibt es viele verschiedene Möglichkeiten, die Phase der Wechseljahre angenehmer zu gestalten. Es müssen nicht immer Medikamente sein, die die einzige Rettung sind. Denn nach wie vor gilt: Wechseljahre sind keine Krankheit, eines Tages kommt jede Frau in diese Phase ihres Lebens. Das ist ein natürlicher Prozess des Lebens und muss nicht zwangsläufig behandelt werden. Mit einigen Umstellungen merken Sie schnell, wie viel leichter Ihnen der Alltag fällt. Zuerst müssen Sie sich selbst bewusst machen, was Ihnen guttut und was nicht. Es ist wichtig zu wissen, was Sie belastet, denn das macht es leichter, den Alltag so zu gestalten, dass er angenehmer für Sie wird.

Nehmen Sie sich Zeit für sich und Ihren Körper und finden Sie es heraus. Das kann zum Beispiel ein entspannendes Bad am Abend oder jeden Tag eine halbe Stunde Yoga oder Meditation sein. Vielleicht bevorzugen Sie auch einen Spaziergang am Nachmittag oder eine Joggingrunde im Wald früh am Morgen. Ganz egal was, eine kleine Auszeit jeden Tag, um auf andere Gedanken zu kommen und zu entspannen, ist wichtig für Körper und Geist. Versuchen Sie Dinge, die Sie beschäftigen und belasten, aus Ihrem Alltag zu vertreiben, denn je weniger äußerliche Einflüsse auf den Körper wirken, desto besser kann er regenerieren und desto entspannter sind Sie.

DIE ERNÄHRUNGSUMSTELLUNG

Jahrelange Forschung und viele Erfahrungsberichte zeigen, dass eine Ernährungsumstellung das Wohlbefinden und die körperliche Fitness steigern können. Darunter versteht man keinesfalls eine Diät auf eine bestimmte Zeit, während der man auf alles Ungesunde verzichtet und sich vorbildlich ernährt und danach genauso weitermacht wie vorher. Diese Art von Ernährung ist keine nachhaltige Lösung und bringt keine langfristigen Erfolge, also keine besonders gute Option für eine Ernährung während der Wechseljahre, da diese sich über einen langen Zeitraum erstrecken. Im Grunde genommen betrügt man sich selbst mit dieser Form der Ernährung, die zu weiterem Frust führt. Auf kurze Zeit sind Erfolge zu sehen, da man mit dieser radikalen Umstellung schnell und vor allem viel Gewicht verliert.

Doch spätestens dann, wenn die Diät beendet ist, nimmt man genauso schnell wieder zu und die Unzufriedenheit mit sich selbst wird immer größer. Das ist zusätzlicher Stress für die Psyche, den der Körper nicht gebrauchen und der vermieden werden kann. Die effektivste Lösung ist, die Ernährungsumstellung Schritt für Schritt anzugehen und sich langsam daran zu gewöhnen. Vielleicht gelingt es Ihnen, Ihren Partner dazu zu ermutigen, Ihnen bei der Umstellung zur Seite zu stehen und Sie können die Veränderung gemeinsam angehen, was deutlich leichter ist, wenn man nicht allein kämpfen muss und Unterstützung von allen Seiten bekommt.

Dadurch wird man außerdem in seinem Gefühl bestärkt, dass man während der Hormonumstellung nicht allein ist und es Menschen im eigenen Umfeld gibt, die dazu bereit sind, für einen da zu sein. Für Ihre Beziehung ist das eine super Sache, denn Sie haben ein gemeinsames Ziel, dass Sie beide zusammen erreichen können, wenn Sie sich gegenseitig stärken und motivieren. Gemeinsames Kochen und Essen bringt Ihnen gleichzeitig mehr gemeinsame Zeit, die nur für Sie beide ist und in der Sie von niemandem gestört werden. Gerade während den

Wechseljahren sind Zweisamkeit und das Gefühl der Nähe besonders wichtig, denn dadurch steigt Ihr persönliches Wohlbefinden.

Um die Ernährungsumstellung sinnvoll und effektiv von Anfang an zu gestalten, sollte man sich vorher im Klaren darüber sein, auf welche Nahrungsmittel man verzichten kann, beispielsweise die Tüte Chips oder Gummibärchen am Abend auf dem Sofa. Zusätzliches Fett und unnötiger Zucker fördern die Gewichtszunahme, die wiederum zu stärkerem Schwitzen führt. Der Zweck der Umstellung ist keineswegs, Ihnen alles zu verbieten und Sie nur noch Obst und Gemüse essen dürfen, das dürfen Sie nicht vergessen. Sie soll Ihnen lediglich helfen, zusätzliche Kilos zu verlieren, Symptome der Wechseljahre wie Hitzewallungen zu lindern und das allgemeine Wohlbefinden zu steigern. Dadurch steigt die Lebensqualität und es geht Ihnen im Allgemeinen deutlich besser. Das heißt, Sie dürfen durchaus ab und an zu Süßigkeiten greifen, wenn Ihnen danach ist. Diese Tage sollten allerdings so selten wie möglich in Ihrer Wochenplanung auftreten, denn je häufiger Sie danach greifen, desto schwieriger und langwieriger gestaltet sich die Ernährungsumstellung und desto weniger Gewicht verlieren Sie. Ein wichtiger Punkt darf nicht vergessen werden zu sagen: Bitte quälen Sie sich nicht mit der Umstellung. Im Folgenden werden wir viele unterschiedliche Beispiele durchgehen, wie sich die Umstellung am besten gestalten lässt und was hilfreiche Tipps sind, um schnell und effektiv gesünder zu leben. Wenn Sie Lebensmittel nicht vertragen oder sie Ihnen überhaupt nicht schmecken, dann lassen Sie sie weg. Die Umstellung soll Ihnen so angenehm und einfach wie möglich gestaltet werden und damit erreichen wir genau das Gegenteil. Sie sollen Freude daran haben, neue Dinge auszuprobieren und sich damit besser fühlen.

Starten Sie gesund in den Tag, am besten mit viel frischem Obst und Milchprodukten. Eine Tasse Kaffee ist nicht verboten, allerdings sollte sich der tägliche Kaffeekonsum in Grenzen halten, denn je mehr heiße Getränke Sie zu sich nehmen, desto stärker kommen Sie ins Schwitzen. Es empfiehlt sich, trotz der Hitze jeden Tag mindestens zwei Tassen Brennnesseltee zu trinken, der die Darmaktivität anregt und die Verdauung fördert. Eine gute Alternative zu Brennnesseln ist Salbei.

Salbei hilft nachweislich Schweißausbrüche zu

reduzieren und ist somit ein sehr wirksames Mittel gegen Hitzewallungen. Er enthält viele Gerbstoffe, weshalb er nicht länger als fünf Minuten ziehen sollte. Gerbstoffe sind gesund, jedoch schmecken sie bitter. Stört Sie der bittere Geschmack, können Sie Ihren Tee mit Zitronensaft oder Honig süßen. Salbeitee können Sie kalt oder warm trinken, ganz wie Sie es am liebsten mögen. Leiden Sie unter besonders starken Hitzewallungen, ist kalter Salbeitee von Vorteil. Wenn möglich, sollten Sie auf Schwarztee verzichten, denn das darin enthaltene Teein hat dieselbe Wirkung wie Koffein, das den Kreislauf in Schwung bringt. Der Blutdruck steigt und führt zu vermehrtem Schwitzen.

Trinken Sie schwarzen Tee vor dem Einschlafen, kann das das Einschlafen erschweren, da Sie durch das Teein wach und nicht müde werden. Als kleiner Snack am Vormittag eignet sich eine kleine Schale mit frischem Obst oder Gemüsesticks, die ohne viel Aufwand am Morgen vorbereitet und mit zur Arbeit genommen werden können. Das verhindert, dass Sie am Arbeitsplatz zu ungesunden Snacks greifen, die viel Zucker enthalten. Das ist häufig das Problem, denn wenn wir Stress im Job haben, neigen wir dazu, das mit Essen zu kompensieren und greifen zu allem, was gerade in der Nähe ist.

Zum Mittagessen empfiehlt sich vor allem viel frisches Gemüse. Gemüse enthält viele Vitamine, die nicht nur während den Wechseljahren wichtig sind. Eine gesunde Ernährung muss definitiv nicht den aktuellen Trends folgen. Gerade der Veganismus befindet sich momentan in der Hochphase und viele Menschen schwören auf die extreme Form der Ernährung, die viele Verzichte und viel Disziplin mit sich bringt. Was jedoch durchaus sinnvoll und gesund ist, ist den Fleischkonsum zu minimieren. Man muss auf keinen Fall gänzlich auf Fleisch verzichten, sollte jedoch vor allem rotes Fleisch meiden. Greifen Sie zu magerem Hähnchenfleisch und viel Fisch. Beide enthalten viel Eiweiß und wenig Fett. Wenn Sie ganz auf Fleisch verzichten wollen, eignen sich Tofu oder Seitan als ideale Alternative. Hierbei ist in der Zubereitung ein bisschen Übung und Geduld gefragt, denn von Natur aus haben beide Produkte wenig Geschmack, der die fleischlose Alternative schnell langweilig schmecken lässt. Aus diesem Grund lassen viele Menschen die Finger davon und greifen doch zum Fleisch oder zu vegetarischen Fleischalternativen. Es ist möglich, beide Produkte selbst zu Hause herzustellen, was gerade dann von großem Vorteil ist, wenn man auf regionale und selbstgemachte Waren großen Wert legt.

Wichtig ist jedoch, egal wie Sie Ihre Ernährung gestalten, achten Sie darauf, dass Sie ausreichend Obst und Gemüse essen und viel trinken. Um den Vitaminhaushalt weiter aufzubessern und Heißhungerattacken zu bekämpfen, eignet sich ein Obstsalat mit Joghurt bestens als kleiner Snack zwischendurch. Gerne können Sie diesen mit ein wenig Honig versüßen und ein paar Nüsse als Crunch dazu essen. Nüsse enthalten gute Fette, die die Verdauung fördern. Deshalb sollten Sie auch gesunde Öle wie Oliven- oder Rapsöl verwenden. Eine gesunde Ernährung bedeutet nicht, dass Sie vollkommen auf Fett verzichten müssen. Gesunde Fette sind wichtig für den Stoffwechsel des Körpers und sollten deshalb in ausreichenden Mengen aufgenommen werden.

Zum Abendessen empfiehlt sich wieder viel Gemüse. Das muss nicht als warme Mahlzeit gegessen werden, denn nicht jeder möchte zwei warme Mahlzeiten am Tag zu sich nehmen. Es gibt viele Gemüsesorten, die sich prima dazu eignen, nicht gekocht werden zu müssen. Dazu zählen Paprika, Tomaten und Gurken, aus denen man ganz leicht einen Salat zaubern kann. Das übliche Abendbrot ist auch unter keinen Umständen verboten. Tauschen Sie das Weizenbrot gegen ein Vollkornbrot, beispielsweise Roggen. Der Vorteil von Vollkornprodukten ist, dass sie für einen längeren Zeitraum satt machen und man weniger davon essen muss, um das Gefühl zu haben, satt zu sein.

Diesen Effekt können Sie auch bei Nudeln erreichen, wenn Sie Nudeln aus Weizenmehl gegen Vollkornnudeln eintauschen. Eine sinnvolle und gesunde Alternative zur Tüte Chips beim abendlichen Fernsehen schauen sind Gemüsesticks mit einem selbstgemachten Dip. Nehmen Sie das Gemüse, was Ihnen am besten schmeckt und einfach zu schneiden ist, ohne gekocht werden zu müssen. Prima eignen sich Gurke, Paprika und Karotten. Ein Dip lässt sich leicht selbst machen. Probieren Sie mal griechischen Joghurt mit etwas Limettensaft und Minze. Wenn es ganz schnell gehen soll, reicht ein einfacher Kräuterfrischkäse aus dem Kühlregal. In Sachen Dips sind der Fantasie keine Grenzen gesetzt. Schnell zuzubereiten ist auch Guacamole. Noch ein kleiner Tipp am

Rande: Wenn Sie auf das ein oder andere Glas Wein oder Bier am Abend verzichten, fördert das ebenfalls die Linderung der Hitzewallungen. Durch Alkohol kommt unser Blutdruck in Schwung und unser Körper erhitzt sich durch angeregte Durchblutung. Das wiederum verstärkt die Hitzewallungen.

Das Wichtigste ist, dass Sie am Tag viel frisches Obst und Gemüse essen und mindestens zwei Liter Wasser oder ungesüßten Tee trinken. Zudem sollten Sie darauf achten, dass Sie Ihre Speisen nicht übermäßig scharf würzen, denn das führt zusätzlich zu Schweißausbrüchen und ist im Kampf gegen die Hitzewallungen kontraproduktiv. Versuchen Sie möglichst auf Süßigkeiten zu verzichten, denn das sorgt für Gewichtszunahmen, die die Hitzewallungen während den Wechseljahren verstärken. Leiden Sie unter extrem stark ausgeprägten Hitzewallungen, ist eine gesunde und vor allem leichte Ernährung besonders wichtig, weil das die Symptome etwas abschwächen kann. Natürlich ist es nicht sinnvoll, sich selbst alles, was man gerne isst und nicht das Gesündeste ist, zu verbieten. Dann fällt einem die Ernährungsumstellung deutlich schwerer und man neigt eher dazu, sie abzubrechen oder nicht in dem

Umfang durchzuziehen, wie es am besten wäre. Das verstärkt den Frust und man verliert schnell die Motivation, was wiederum den Stress in den Wechseljahren verstärkt und sich die fehlende Motivation auf den Körper und die Psyche in einem negativen Ausmaß auswirkt.

Eine Sache, die besonders schwer sein wird, ist der Verzicht auf Nikotin. Natürlich kann man nicht von heute auf morgen mit dem Rauchen aufhören. Doch bitte denken Sie an sich selbst, denn Sie wissen, welchen negativen Einfluss das Rauchen auf die Gesundheit hat und welche gesundheitlichen Schäden damit verbunden sind. Es gibt viele Möglichkeiten, den Nikotinkonsum deutlich zu reduzieren und im besten Fall ganz damit aufzuhören. Es ist mir ein Anliegen, dass Sie zumindest ausprobieren, ob Ihnen eine Möglichkeit zuspricht und Ihnen im Sinne Ihrer eigenen Gesundheit die Motivation gibt, das Rauchen drastisch zu reduzieren. Der Grund, warum Rauchen einen schlechten Einfluss während der Wechseljahre hat, ist dass sich durch das Nikotin die Gefäße erweitern und die Durchblutung verstärkt wird, wodurch der Körper leicht ins Schwitzen gerät.

Wenn Sie ein Großteil der genannten Tipps

berücksichtigen und es schaffen, Ihre Ernährung Schritt für Schritt umzustellen, werden Sie schon nach kurzer Zeit merken, dass die Ernährungsumstellung einen erheblich positiven Beitrag zu Ihrem Wohlbefinden beiträgt. Nicht umsonst existiert der Spruch „Essen macht glücklich", denn dieser ist keineswegs auf Süßigkeiten und fetthaltige Nahrung zugeschnitten. Gelingt es Ihnen, das positive Gefühl der Umstellung mit in Ihren Alltag zu nehmen, kann das die Motivation weiter steigern und es fällt Ihnen wieder leichter, morgens aufzustehen und fit in den Alltag zu starten.

Einen kleinen Tipp für eine ausgewogene Ernährung gibt es noch: Magnesium. Während der Wechseljahre verliert der Körper aufgrund der Hitzewallungen und des damit verbundenen starken Schwitzens viele wichtige Mineralstoffe, die er aber unbedingt benötigt. Deswegen ist es wichtig, darauf zu achten, dass in der Ernährung genügend Magnesium enthalten ist, um den Mangel auszugleichen. Magnesium ist wichtig für gesunde Knochen und Nerven und sollte deshalb auf keinen Fall in zu geringen Mengen im Körper vorhanden sein.

Außerdem sollten Sie noch bedenken, dass der

Körper nicht nur Magnesium beim Schwitzen verliert, sondern auch andere wichtige Mineralien wie Kalzium und Kalium. Um den Magnesiumverlust auszugleichen, sollten Sie darauf achten, dass Ihr Mineralwasser so viel Magnesium wie möglich enthält. Es gibt einige Lebensmittel, die Sie zu sich nehmen können, um dem Mangel weiterhin entgegenzuwirken. Dazu zählen zum Beispiel Vollkornprodukte und Haferflocken, die, wie bereits angemerkt, nicht nur für ein schneller eintretendes sättigendes Gefühl sorgen. Des Weiteren enthalten Nüsse viel Magnesium. Eine Handvoll Nüsse pro Tag sind ein gutes Maß, wobei sich Mandeln und Cashewnüsse besonders gut eignen. Der Vorteil ist, dass man diese entweder pur essen kann oder man mischt sie ins morgendliche Müsli. Man könnte sie auch in den Salat mischen. Hülsenfrüchte sind ebenfalls reich an Magnesium.

Einige von Ihnen werden jetzt vielleicht merken, dass Ihre bisherige Ernährung ziemlich ähnlich ist. Das ist super, denn dann bleibt Ihnen die Umstellung erspart oder Sie haben die ein oder andere Anregung bekommen, Kleinigkeiten noch zu verändern. Andere wiederum werden feststellen, dass Ihre

Ernährung bislang überhaupt nicht der eben genannten entspricht und Sie so gut wie alles verändern müssen. Lassen Sie sich davon nicht negativ beeinflussen, denn auch diese Umstellung kann Ihnen viele neue Dinge näherbringen und Sie werden vieles neu kennenlernen. Es ist überhaupt keine Schande, sich selbst einzugestehen, dass man sich bisher ziemlich ungesund ernährt hat und der Gesundheit in diesem Gesichtspunkt wenig Beachtung geschenkt hat, denn jetzt bekommen Sie eine neue Chance, die Dinge in die Hand zu nehmen und etwas zu verändern. Sollte Ihnen die Umsetzung Schwierigkeiten bereiten, können Sie sich jederzeit professionelle Hilfe bei einer Ernährungsberatung holen. Dieser Ratgeber gibt Ihnen lediglich ein paar sinnvolle Tipps an die Hand, einen genauen Plan, wie jede Frau diese Tipps am besten für sich umsetzen kann, gibt es jedoch nicht, denn das müssen Sie selbst für sich herausfinden.

Bei einer Ernährungsberatung wird Ihnen ein solcher Plan im Detail erstellt, der perfekt auf Ihre individuelle Situation abgestimmt ist. Der Vorteil ist, dass Sie während der gesamten Zeit einen Experten als Ansprechpartner zur Seite stehen haben, der

Ihnen in schwierigen Phasen Mut macht und unterstützend zur Seite steht. Sollten Kleinigkeiten im Plan doch nicht realisierbar sein oder Sie kommen damit nicht zurecht, wird gemeinsam in einem Gespräch mit dem Experten nach Lösungen gesucht, mit denen Sie sich besser fühlen und neue Motivation schöpfen.

Hormone als kleine Helferlein

Bei manchen Frauen verlaufen die Wechseljahre mit extrem stark ausgeprägten Hitzewallungen, die das alltägliche Leben erschweren und nicht so leicht in den Griff zu bekommen sind. Ist das bei Ihnen der Fall, sollten Sie unbedingt Ihren Frauenarzt konsultieren, denn es gibt Wege, um die Lebensqualität trotz der starken Hitzewallungen zu steigern. Der Arzt kann nach eingehender Untersuchung und einer genauen Diagnose bestimmte Hormone verschreiben. Eine sogenannte

Hormonersatztherapie ist nicht für jede Frau die richtige Empfehlung, da sie mit einigen Nebenwirkungen verbunden ist, die zu Krankheiten führen können. Dazu zählen Erkrankungen des Herz-Kreislauf-Systems, ein erhöhtes Krebs- und Thromboserisiko.

Aus diesem Grund ist es besonders wichtig, dass eine solche Therapie genauestens besprochen und überlegt wird und sollte wirklich nur dann angewendet werden, wenn andere Mittel keine Linderung der Beschwerden herbeigeführt haben. Sie müssen sich dabei bewusst sein, dass Sie für einige Zeit Ihrem Körper Hormone zuführen, die er selbst, wenn man das Ganze aus der Sicht der Natur betrachtet, nicht mehr braucht, denn die fruchtbare Phase des Lebens ist beendet.

Somit ist die Einnahme von Hormonen - stur gesagt - unnatürlich. Natürlich ist diese Sichtweise extrem ausgedrückt, darf aber trotzdem nicht vernachlässigt werden, denn vielen Frauen ist es ein wichtiges Anliegen, nicht in das natürliche Geschehen des Körpers, was die Natur aus einem bestimmten Grund so bestimmt hat, einzugreifen. Ist die Entscheidung für die Hormonersatztherapie gefallen, verordnet Ihnen der Arzt bestimmte Hormone, die über einen möglichst kurzen Zeitraum eingenommen werden, um das Risiko der Nebenwirkungen so gering wie möglich zu halten. Zudem sollte die Menge der Hormone so gering wie möglich gehalten werden, denn auch das minimiert das Risiko für Nebenwirkungen.

Die zugeführten Hormone sollen die Hormone ersetzen, die der Körper aufgrund der Hormonumstellung nicht mehr selbst produziert und ihm deshalb fehlen. Dadurch sollen die Beschwerden deutlich minimiert werden. Generell gibt es zwei Arten der Hormonersatztherapie. Welche Art für die Patientin die richtige ist, hängt davon ab, ob bei der Patientin die Gebärmutter entfernt wurde oder nicht. Ist die Gebärmutter nicht mehr vorhanden, kommt nur eine Östrogentherapie infrage, bei der lediglich Östrogene verabreicht werden.

Diese Art von Therapie nennt man Monotherapie, weil nur ein Hormon verabreicht wird. Bei noch vorhandener Gebärmutter ist eine Kombinationstherapie aus Östrogenen und Gestagenen sinnvoll, da Östrogene allein das Wachstum der Gebärmutterschleimhaut fördern. Dadurch erhöht sich das Risiko für Gebärmutterkörperkrebs, dem die Gestagene entgegenwirken sollen und das Risiko einer Erkrankung vermindern. Im ersten Moment hört sich das nicht wirklich vertrauenswürdig an und man muss sich bewusst sein, dass durch diese Therapie ein erhöhtes Krebsrisiko besteht.

Dass eine Krebserkrankung dann aber tatsächlich ausbricht, ist sehr unwahrscheinlich. Darüber wird der Arzt Sie dann aber noch ganz genau aufklären, wenn eine solche Therapie für Sie infrage kommen würde. Wie immer sind beide Therapien mit Risiken und Nebenwirkungen verbunden und werden deshalb eher als negativ betrachtet. Doch oft sind sie der letzte Ausweg, um die Symptome der Wechseljahre zu lindern, wenn andere Alternativen keine Wirkung zeigen. Hilfreich ist eine Hormontherapie in jeder Hinsicht, sie muss nur individuell passend abgestimmt und von der Patientin gewollt sein.

Zum Verabreichen der Hormone gibt es verschiedene Möglichkeiten. Die häufigste verwendete Form ist die Tablettenform, die sich besonders gut eignet, da die Form der Anwendung sehr leicht ist. Etwas schwieriger in der Anwendung sind Pflaster, die mit verschiedenen Hormondosierungen erhältlich sind. Wichtig ist, dass die Stelle, auf der das Pflaster aufgeklebt wird, vorher gewaschen und getrocknet wird, sodass der Bereich fettfrei ist und der bestmögliche Halt gewährleistet werden kann. Klebt das Pflaster ohne Probleme, gewöhnt man sich schnell daran und spürt es meist schon nach kurzer Zeit nicht mehr.

So sind Sport und Duschen mit dem Pflaster kein Problem und es ist für andere Personen nicht sichtbar. Nach einigen Tagen nimmt die Hormondosis des Pflasters jedoch ab und es muss ausgetauscht werden, um einen gleichbleibenden Hormonspiegel halten zu können. Nur so kann das Pflaster seine optimale Wirkung entfalten. Ein Nachteil des Pflasters ist, dass man damit nicht in die Sonne gehen kann, denn das Sonnenlicht kann den Wirkstoff zersetzen. Kleben Sie es deshalb am besten an eine Stelle, die keiner direkten Sonneneinstrahlung ausgesetzt ist. Wenn Sie generell unter empfindlicher Haut leiden, sollten Sie im Hinterkopf behalten, dass es durch die Anwendung von Pflastern zu Hautrötungen, Brennen und Jucken kommen kann.

Viele Frauen leiden während der Wechseljahre unter trockener Haut in der Scheide, da die

Schleimhaut aufgrund des Östrogenabfalls dünner wird. Durch Cremes, Gele oder Zäpfchen, die mit Östrogenen versetzt sind, können die Symptome mit sofortiger Wirkung gelindert werden. Die Creme oder das Gel werden mehrmals täglich, je nach Verordnung, dünn auf die Haut aufgetragen und müssen gut einziehen, bevor Sie die Stelle wieder mit Kleidung bedecken können, sodass eine optimale Wirkung erreicht wird. Dadurch gelangen die Hormone direkt an die Stelle, an der sie am dringendsten benötigt werden. Die Schleimhaut wird gestärkt, besser durchblutet und resistenter.

Trotz der örtlichen Anwendung kann ein kleiner Teil der Hormone ins Blut gelangen, das kann leider nicht gänzlich vermieden werden. Doch trotz alldem ist der Anteil deutlich geringer als bei der Anwendung von Tabletten. Diese werden im Magen zersetzt und der Wirkstoff über die Magenschleimhaut aufgenommen, wodurch ein Großteil der Hormone in die Blutbahn gelangt. Es gibt auch Cremes und Gele, die keine Hormone enthalten, sondern lediglich Feuchtigkeit spenden. Diese eignen sich besonders gut, wenn der Geschlechtsverkehr durch mangelnde Feuchtigkeit erschwert wird. Hormonhaltige

Präparate sind nicht ohne weiteres in der Apotheke oder in Drogeriemärkten zu erwerben. Sie sollten mit Ihrem Frauenarzt über die Anwendung der Präparate sprechen, denn er kann Ihnen im Detail erklären, wie das jeweilige Präparat richtig angewendet wird. Das ist besonders wichtig, da die Hormone so kurz wie möglich und so gering wie möglich dosiert werden sollten. Zum Schluss wird er Ihnen das passende Rezept, das auf Ihre individuelle Therapie abgestimmt ist, ausstellen.

ALTERNATIVEN ZU HORMONEN

Nicht für jede Frau ist eine Hormonersatztherapie die richtige Wahl, um die Symptome der Wechseljahre zu behandeln. Nicht unbedingt von großem Vorteil für die persönliche Wahrnehmung der Wechseljahre ist die Lobbyarbeit, die in der Werbung und im Internet einen erheblichen Beitrag dazu leistet, die Wechseljahre als Krankheit darzustellen. Laut deren Aussage, sind die Begleiterscheinungen nur mit pharmazeutischen Produkten behandelbar und die Frau ist selbst schuld, wenn sie diese nicht anwendet, um ihr persönliches Wohlbefinden zu steigern. Davon sollten Sie sich auf keinen Fall beeinflussen lassen.

Nicht jede Frau möchte für die Dauer der Hormonumstellung täglich Hormone als Ausgleich in Form von Tabletten schlucken, was natürlich einen speziellen Nachgeschmack hat. Wer nimmt denn schon gerne freiwillig für längere Zeit Tabletten, wenn es andere Mittel und Wege gibt. Es gibt viele Möglichkeiten aus der Pflanzenwelt, die sehr gut als Alternativen geeignet sind, deren Wirkung jedoch wissenschaftlich nicht bewiesen sind. Das ist uns geläufig, denn oft verwenden wir im Alltag zuerst pflanzliche Arzneimittel, um Symptome zu lindern, bevor wir uns vom Arzt chemisch zusammengesetzte Medikamente zur Behandlung verschreiben lassen. Versuchen Sie also erst einmal ein pflanzliches Präparat, denn oft kann das schon eine deutliche Besserung herbeiführen.

Am Ende ist es völlig egal, ob das Medikament wirklich wirkt oder ob der Placebo-Effekt eintritt, denn das Wichtigste ist, dass es Ihnen besser geht und Sie die Wechseljahre nicht als Krankheit sehen. Beispiele für pflanzliche Arzneimittel sind Traubensilberkerze, die am besten in Tablettenform eingenommen werden.

Der Mönchspfeffer ist auch eine gute Alternative aus der Homöopathie, denn die Inhaltsstoffe der beiden Pflanzen sollen helfen, den Hormonhaushalt zu regulieren und auszugleichen, sodass eine Linderung der Symptome erzielt werden kann. Allseits bekannte pflanzliche Mittel gegen Schlafstörungen sind Baldrian und Lavendel, die in Form von Tropfen vor dem Schlafen eingenommen werden und mit ihrer beruhigenden Wirkung für einen tieferen und erholsameren Schlaf sorgen. Auch Hopfen und Melisse können wahre Wunder wirken, Sie können deutlich besser schlafen und starten erholt und motiviert in den neuen Tag. Schafgarbe und Frauenmantel sind weitere pflanzliche Mittel, die Sie gerne ausprobieren können.

Ein außergewöhnliches Mittel ist Sepia, die Tintenfischtinte. Sie lindert Schweißausbrüche und Hitzewallungen besonders gut. Schwarze Nudeln sind zum Beispiel mit Sepia eingefärbt. Ein weiteres homöopathisches Mittel ist Klimaktoplant, das ebenfalls Sepia enthält und noch viele weitere pflanzliche Inhaltsstoffe, die sich gegenseitig in ihrer Wirkung unterstützen und somit optimal gegen

Hitzewallungen und andere Beschwerden wirken. Trotz der pflanzlichen Inhaltsstoffe können homöopathische Mittel gewisse Risiken bergen, weshalb eine längerfristige Anwendung unbedingt vorher mit einem Arzt abgeklärt werden sollte.

Wir haben viel über Östrogene gesprochen, die mittels der Hormontherapie dem Körper wieder zugeführt werden. Es gibt pflanzliche Östrogene, sogenannte Phytoöstrogene wie Rotklee, Hopfen, Leinsamen, Soja, Weizenkeime und Rhabarberwurzel. Gerade Leinsamen lassen sich super ins Müsli mischen, ohne dass man sie wirklich bemerkt. Sie sind also eine gute Alternative zur Hormonersatztherapie, die mit chemisch hergestellten Medikamenten durchgeführt wird. Dann gibt es da noch die Schüßler-Salze, deren Wirkung allerdings wissenschaftlich nicht bewiesen ist, doch das ist bei vielen Mitteln aus der Homöopathie der Fall. Schüßler-Salze sind Mineralien in Tablettenform, die auf einen Arzt aus dem 19. Jahrhundert zurückgehen. Seiner Theorie zufolge entstehen Krankheiten, wenn dem Körper bestimmte Mineralien fehlen und man kann sie heilen, wenn man dem Körper das entsprechende Mineral wieder zuführt. Deswegen gibt es so ziemlich alle

Mineralien als Schüßler-Salze. Ob diese Therapie wirklich wirkungsvoll ist oder ob in diesem Fall allein der Placebo-Effekt zum Tragen kommt, ist nicht geklärt. Solange die Anwendung zur Linderung der Beschwerden beiträgt, ist nichts gegen die Salze zu sagen.

Die Wirkung von Akupunktur ist wissenschaftlich ebenfalls nicht bewiesen, doch in vielen Bereichen wird sie trotzdem angewendet. Egal, ob das während der Schwangerschaft oder bei Stress ist, viele Erfahrungsberichte zeigen, dass es den Patienten danach besser ging. Also warum sollte das dann nicht auch während den Wechseljahren helfen? Wie gesagt, es kommt allein auf Ihr persönliches Wohlbefinden an und nicht darauf, ob die Homöopathie wirklich wirkt oder nicht.

Das kann man selbst tun

E s gibt viele verschiedene Tipps und Tricks, wie Sie selbst schnell und effektiv den Hitzewallungen entgegenwirken können. Die meisten davon sind ohne großen Aufwand umsetzbar und dadurch prima geeignet, um sie in den Alltag integrieren zu können.

Am lästigsten sind wohl die Schweißausbrüche in der Nacht, die einem den erholsamen Schlaf rauben und zu Müdigkeit und Konzentrationsproblemen am nächsten Tag führen. Deswegen sollten Sie in einem kühlen und gut durchlüfteten Schlafzimmer schlafen und Bettwäsche aus Baumwolle verwenden. Diese verhindert zusätzliches Schwitzen. Auf keinen Fall sollten Sie Daunendecken verwenden, die die Hitze stauen und das Schwitzen begünstigen. Je kühler die Umgebung beim Schlafen ist, desto kürzer und schwächer werden die Hitzewallungen und Sie schlafen tiefer und länger.

Sinnvoll ist es, mit mehreren dünnen Decken zu schlafen. Je nach Bedarf kann man eine Decke dazunehmen oder weglassen. So kann man schnell reagieren, wenn sich eine Hitzewallung ankündigt und verhindern, dass diese unnötig verstärkt wird. Zum Schlafen bietet es sich an, nicht zu dicke und locker luftige Kleidung zu tragen, denn durch enganliegende Klamotten beginnt der Körper schneller zu schwitzen. Diese sollte nach Möglichkeit ebenfalls aus Baumwolle oder Seide sein. Natürlich sollte die Kleidung nicht zu dünn sein, denn frieren sollten Sie in der Nacht auf keinen Fall.

Lieber eine dünne Decke mehr dazu nehmen, diese kann schneller entfernt werden als zu dicke Kleidung. Trotz dieser Maßnahmen für die Nacht kann es dennoch passieren, dass Sie schweißgebadet aufwachen. Dann ist es hilfreich, bereits frische Klamotten neben dem Bett liegen zu haben, sodass Sie sich schnell umziehen und wieder einschlafen können. Noch ein guter Tipp zuletzt für die Nacht: Legen Sie sich ein Handtuch auf das Kopfkissen. Sollten Sie nachts sehr stark schwitzen, können Sie ganz leicht das Handtuch vom Kissen entfernen und der Bezug ist trocken. Dadurch verhindern Sie aufstehen zu müssen, was Ihnen noch mehr Schlaf rauben würde und das erneute Einschlafen erschwert.

Schweißausbrüche treten nicht nur in der Nacht auf, sondern auch tagsüber und meistens genau dann, wenn man sie gerade überhaupt nicht gebrauchen kann. Hier können Sie ebenfalls wie in der Nacht vorgehen und luftige Kleidung tragen, ganz nach dem Zwiebelprinzip. Viele dünne Schichten, die man leicht ablegen kann, wenn eine Hitzewallung kommt. Vor allem Kleidung aus Baumwolle oder Seide ist aufgrund des geringen Wärmestaus zu empfehlen, weil sie Feuchtigkeit schnell absorbieren, sodass ein zusätzliches Schwitzen vermieden wird. Generell können Sie bei Naturtextilien nichts falsch machen. Achten Sie darauf, dass Ihre Kleidung so wenige Kunststoffe und Mischprodukte enthält wie möglich, da diese nicht atmungsaktiv sind. Locker sitzende Kleidung ist besonders zu empfehlen, da hier das Gefühl der Enge und das damit verbundene Hitzegefühl verhindert wird. Ein weiterer Vorteil ist, dass man beim starken Schwitzen nicht jeden Schweißfleck sofort erkennt. Haben Sie mit besonders starken Hitzewallungen zu kämpfen, ist es ratsam, wenn Sie für längere Zeit am Tag unterwegs sind, Wechselkleidung einzupacken. So können Sie im Notfall die feuchte Kleidung wechseln. Und eins nicht vergessen: Ein kleines Deo für die Handtasche kann Wunder vollbringen und vermittelt zusätzliche Sicherheit, nicht unangenehm zu riechen.

Generell ist gute Kühlung in der Zeit der Hormonumstellung wichtig. Das kann mit Hilfe von kalten Umschlägen oder Wechselduschen und Fußbädern erreicht werden. An eine Wechseldusche muss man sich erst gewöhnen und sie ist nicht immer die erste Wahl, da der Gedanke, sich mit eiskaltem Wasser zu duschen, nicht unbedingt angenehm ist, vor allem im Winter. Deswegen sollten Sie zuerst mit warmem Wasser beginnen und dann langsam das kalte Wasser von den Beinen über die Arme und zum Schluss über den Oberkörper laufen lassen. Anschließend kommt eine weitere Runde mit warmem und dann wieder mit kaltem Wasser. Die letzte Runde wird mit kaltem Wasser beendet, um den kühlenden Effekt nicht zu verlieren.

Sind die Hitzewallungen nicht ganz so heftig, sind Fußbäder eine gute Wahl, um ein wenig Kühlung zu erreichen. Dazu benötigen Sie zwei große Schüsseln, eine mit warmem und eine mit kaltem Wasser. Beginnen Sie auch hier wieder mit dem warmen Wasser und stellen Sie Ihre Füße abwechselnd in die beiden Schüsseln. Um den kühlenden Effekt zu bekommen, enden Sie mit dem kalten Wasser. Danach sollten Sie unbedingt warme Socken anziehen, um sich nicht zu erkälten.

Wichtig ist noch, dass die Zeit in warmem Wasser deutlich länger sein sollte als die im kalten, denn dort sollten Sie sich auf keinen Fall quälen. Wie lange die Füße im jeweiligen Wasser verbleiben sollten, kann man pauschal nicht sagen, denn jeder hat ein individuelles Kälteempfinden und verträgt mehr oder weniger Kälte. Das muss jeder für sich selbst herausfinden, welche Zeit für sich angenehm ist. Wenn Sie besonders stark unter Hitzewallungen leiden, können Kneippbäder helfen, doch das ist nicht für jeden etwas. Dabei wird der Kreislauf angeregt und die Blutzirkulation gefördert. Die Gefäße ziehen sich aufgrund der Kälte ein wenig zusammen, wodurch die Rötung der Haut weniger wird.

Eine gute Vorbeugung gegen Hitzewallungen ist Sport. Regelmäßiger Sport kann zwar die Hitzewallungen nicht verhindern, jedoch ein bisschen lindern. Zudem ist er ein gutes Training für das Herz-Kreislauf-System und die Muskeln, nicht nur während der Wechseljahre, und hält Körper und Geist fit. Ein kleiner Spaziergang an der frischen Luft jeden Tag kann schon helfen, um einfach mal auf andere Gedanken zu kommen und Zeit für sich zu haben. In dieser Zeit kann man super abschalten. Ein weiterer Vorteil ist, dass der Körper ausgepowert wird und man einen besseren und erholsameren Schlaf bekommt. Dadurch kann zusätzlicher Stress abgebaut werden und das Wohlbefinden steigt, da es zu weniger Konzentrationsproblemen und Abgeschlagenheit am nächsten Morgen kommt. Man fühlt sich insgesamt fitter. Zudem können Sie durch regelmäßigen Sport Ihr Gewicht halten und vermeiden zusätzliche Kilos, die den Körper weiter belasten und das

Schwitzen fördern.

Auch um überflüssige Kilos zu verlieren, gerade während der Wechseljahre, sollten Sie keinesfalls auf Sport verzichten. Nicht nur Sport sorgt für Entspannung, sondern Entspannungsübungen können ebenfalls den Stress abbauen. Autogenes Training und Yoga sind besonders zu empfehlen. Das ist auch eine super Gelegenheit, nicht nur allein zu trainieren, sondern gemeinsam mit Freundinnen in Gruppen. Dabei kann man sich wiederum über sein persönliches Befinden austauschen und sich vielleicht den ein oder anderen hilfreichen Tipp holen. Und das Gefühl des Zusammenhalts wird weiter gestärkt und Sie fühlen sich weniger allein in Ihrer Situation.

Zu guter Letzt möchte ich noch einmal betonen, dass die Wechseljahre keine Krankheit sind und Sie auf keinen Fall Angst vor dieser Lebensphase haben sollten. Das ist mir ein besonderes Anliegen, denn Sie sollten die Wechseljahre und die damit verbundenen Veränderungen des Körpers als neue und interessante Chance ansehen, in der Sie viel dazulernen und das ein oder andere verändern können. Natürlich ist es ein seltsames Gefühl, wenn sich nach so langer Zeit der Körper auf einmal verändert und man nicht einschätzen kann, in welcher Art und Weise das geschehen wird, gerade weil man eigentlich davon ausgeht, dass man seinen eigenen Körper ausgezeichnet kennt.

Es gibt viele Möglichkeiten, sich auf die Wechseljahre vorzubereiten, sei es mit diesem Ratgeber oder in Gesprächen mit Experten oder Freundinnen, die das bereits erlebt haben. Doch lassen Sie sich dadurch nicht verunsichern, jeder Körper reagiert anders und bei niemandem kann man vorhersagen, in welcher Stärke und wie lange die Wechseljahre auftreten werden. Am besten lassen Sie es auf sich zukommen, ohne Vorurteile und Befürchtungen, denn meistens wird es überhaupt nicht so schlimm, wie es sich immer anhört.

Viele Frauen können am Ende nur darüber lachen, mit welchen Ängsten und Sorgen sie den Wechseljahren entgegengesehen haben und welch schöne Zeit es letztendlich war. Sie haben die Veränderungen angenommen, einige Dinge in ihrem Leben verändert und die Zeit genossen. Sie fühlen sich gut und sind dankbar für die Chancen, die Ihnen die Wechseljahre eingeleitet haben, denn von selbst kommt man eher nicht dazu, den richtigen Zeitpunkt zu erkennen, um die Dinge in die Hand zu nehmen und zu verändern.

Mit diesem Ratgeber möchte ich Ihnen die Angst nehmen und Ihnen Mut machen, doch gleichzeitig möchte ich Ihnen auch aufzeigen, was in dieser Zeit geschieht und womit Sie unter Umständen rechnen müssen. Leider verläuft die Hormonumstellung nicht bei jeder Frau angenehm und nicht jede fühlt sich dabei wie ein neuer Mensch. Viele haben schwer damit zu kämpfen, sei es mit Hitzewallungen oder körperlichen Veränderungen. Doch auch wenn das bei Ihnen der Fall sein sollte, gibt es Möglichkeiten, damit besser umzugehen und Ihnen die Zeit trotz allem erträglich zu gestalten.

Vielleicht schaffen Sie es dann doch, die Wechseljahre mit positiven Assoziationen zu verbinden. Eine Sache möchte ich zum Schluss noch betonen: Sprechen Sie mit Ihnen vertrauten Personen in Ihrem Umfeld, wenn Sie etwas belastet und es Ihnen nicht gut geht, denn reden hilft! Und es hilft, das Thema Wechseljahre in der Gesellschaft nicht länger als Thema bestehen zu lassen, über das man nicht spricht. Gerade Deutschland als hochentwickeltes Land sollte doch dazu imstande sein, solche Themen zu diskutieren. Keine Frau sollte schief angeschaut werden, wenn Sie offen darüber spricht. Es sollte uns wichtig sein, dass jede Frau all ihre Fragen zum Thema Wechseljahre beantwortet bekommt, ohne sich dafür schämen zu müssen, denn früher oder später befinden wir uns alle in der gleichen Situation.

Ich hoffe, dieser Ratgeber konnte Ihnen die Wechseljahre näherbringen, Ihnen die Angst nehmen und diese stattdessen in Mut und Freude auf die unbekannte und doch schöne Zeit umwandeln. Jetzt können Sie sagen: Klimakterium? Kein Problem, ich bin bestens auf die Wechseljahre vorbereitet und freue mich auf die Zeit, in der ich mich und meinen Körper noch einmal ganz neu kennenlerne.

Herstellung und Verlag:

BoD – Books on Demand, Norderstedt

ISBN: 9783750481626

1. Auflage

Kontakt: Psiana eCom UG/ Berumer Str. 44/ 26844 Jemgum

Covergestaltung: Fenna Larsson

Coverfoto: depositphotos.com